图书在版编目（CIP）数据

眼睛，眼睛，千奇百怪！ / 李珊著 ；几夏绘.
北京 ：北京教育出版社，2024. 8. --（身体大发现系列）. -- ISBN 978-7-5704-4974-3

Ⅰ.R322.9-49

中国国家版本馆CIP数据核字第2024B593T4号

身体大发现系列

眼睛，眼睛，千奇百怪！

YANJING，YANJING，QIANQI-BAIGUAI！

李　珊　著

几　夏　绘

策　　划　张文川
责任编辑　张文川
责任印制　刘文豪
装帧设计　刘　朋
营销推广　郑　龙　安天训　王　岩　郭　慧
　　　　　胡　俊　马婷婷　孙一博

出　　版：北京出版集团
　　　　　北京教育出版社
地　　址：北京北三环中路6号
邮　　编：100120
网　　址：www.bph.com.cn
总 发 行：北京出版集团
经　　销：新华书店
印　　刷：北京博海升彩色印刷有限公司
版 印 次：2024年8月第1版　2024年8月第1次印刷
成品尺寸：215毫米×280毫米
印　　张：2.75
字　　数：34千字
书　　号：ISBN 978-7-5704-4974-3
定　　价：49.80元

如有印装质量问题，由本社负责调换
质量监督电话：010-58572393
责任编辑电话：010-58572346
团 购 热 线：17701385675
　　　　　　　18610320208

眼睛，眼睛，千奇百怪！

李 珊 著

几 夏 绘

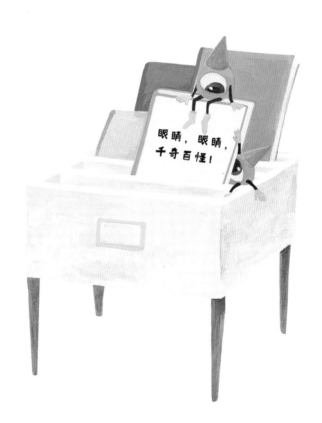

北京出版集团
北京教育出版社

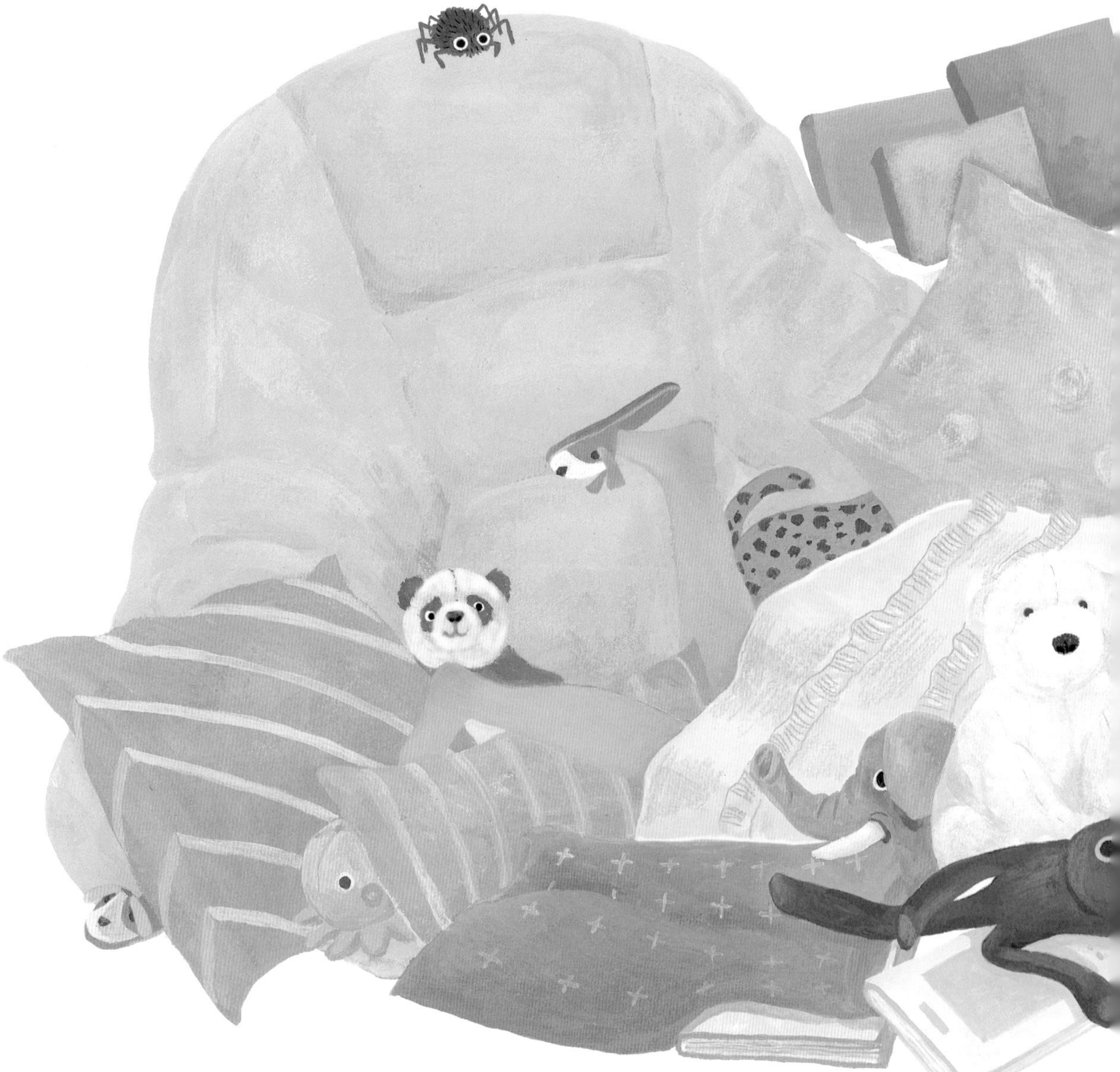

每个人都有一对，也就是两只眼睛。

它们被鼻子分开，分别生活在脸的两边。

想了解我们眼睛的故事吗？
跟我去书本里旅行吧！

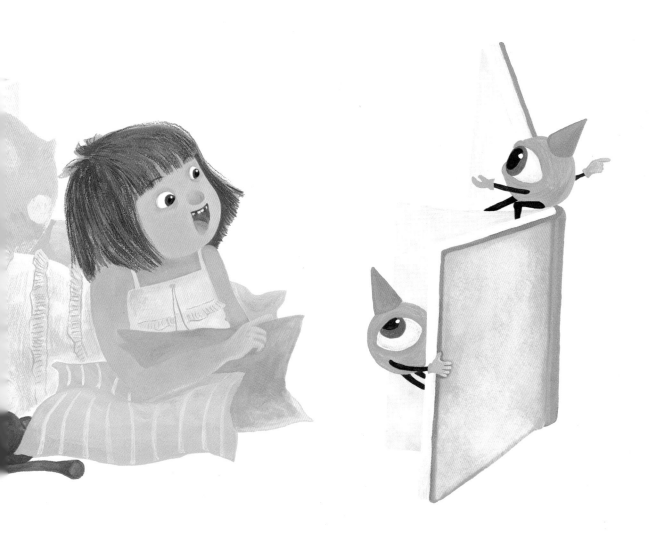

眼睛的世界很神奇，有太多我们熟悉但并不真正了解的知识。

比如，人类眼睛的颜色*为什么千差万别呢？

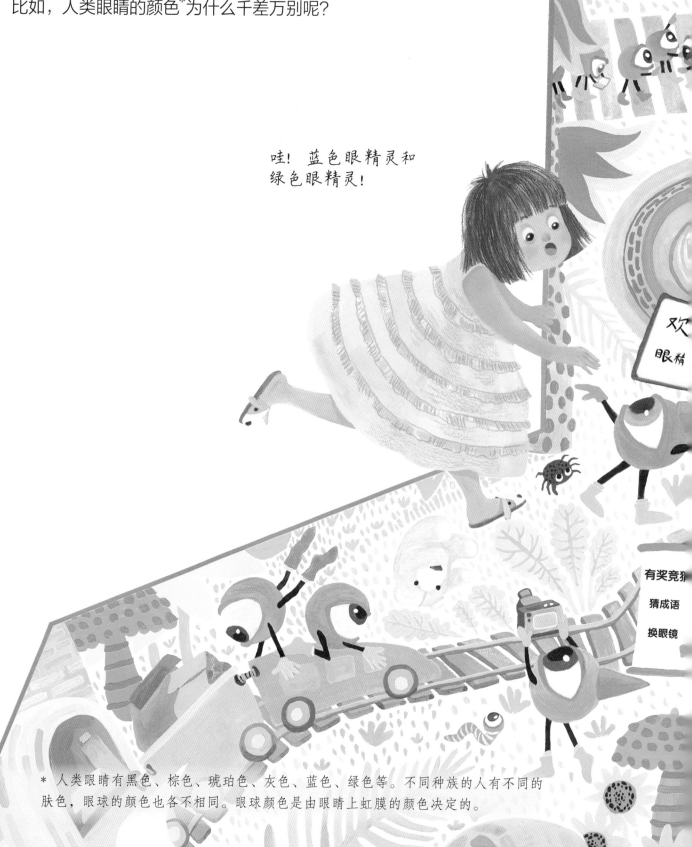

哇！蓝色眼精灵和绿色眼精灵！

欢
眼精

有奖竞狗
猜成语
换眼镜

* 人类眼睛有黑色、棕色、琥珀色、灰色、蓝色、绿色等。不同种族的人有不同的肤色，眼球的颜色也各不相同。眼球颜色是由眼睛上虹膜的颜色决定的。

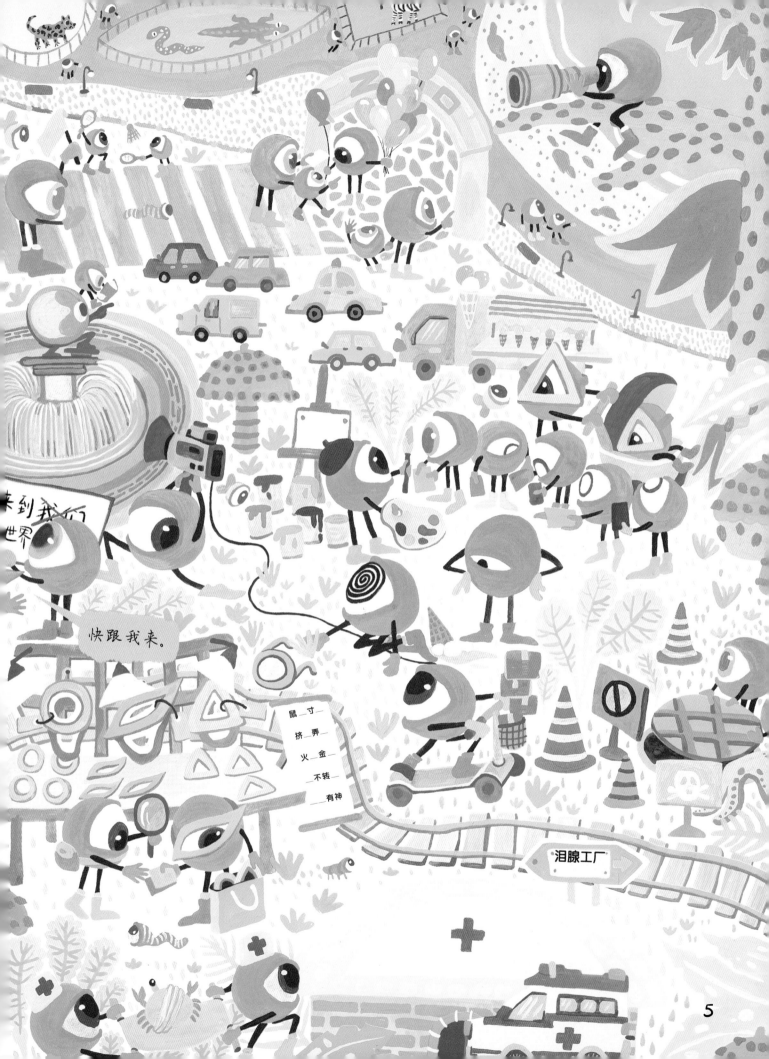

来到我们世界

快跟我来。

鼠__寸__
挤__弄__
火__金__
__不转__
__有神

泪腺工厂

5

不过，如果我们把眼球拿出来分析的话，它们看起来就差不多了。

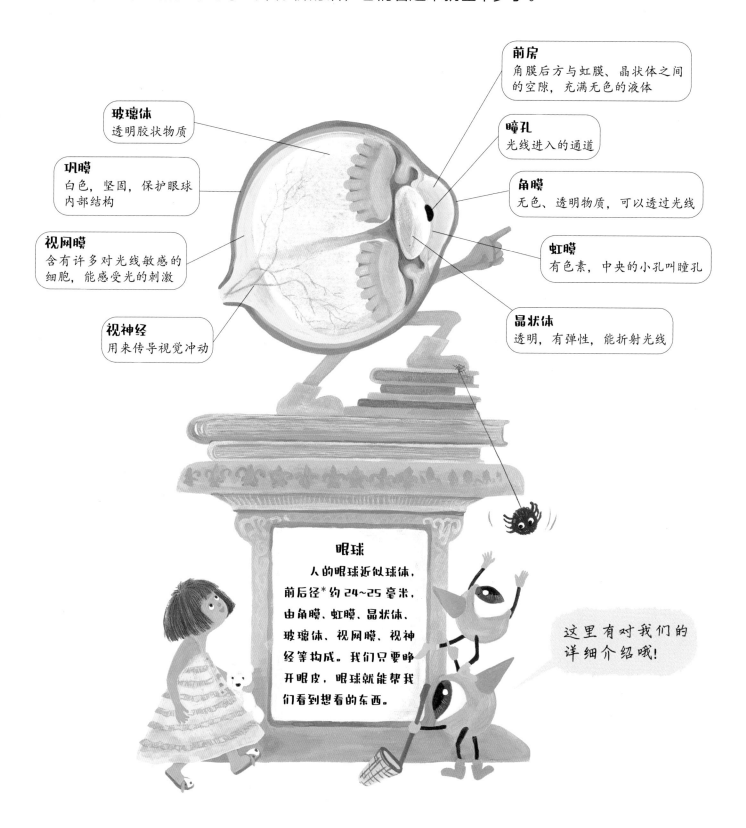

玻璃体
透明胶状物质

巩膜
白色，坚固，保护眼球
内部结构

视网膜
含有许多对光线敏感的
细胞，能感受光的刺激

视神经
用来传导视觉冲动

前房
角膜后方与虹膜、晶状体之间
的空隙，充满无色的液体

瞳孔
光线进入的通道

角膜
无色、透明物质，可以透过光线

虹膜
有色素，中央的小孔叫瞳孔

晶状体
透明，有弹性，能折射光线

眼球
人的眼球近似球体，
前后径*约 24~25 毫米，
由角膜、虹膜、晶状体、
玻璃体、视网膜、视神
经等构成。我们只要睁
开眼皮，眼球就能帮我
们看到想看的东西。

这里有对我们的
详细介绍哦!

* 前后径：这里指眼球的前后距离。

那么，眼睛是怎么看到东西的呢？

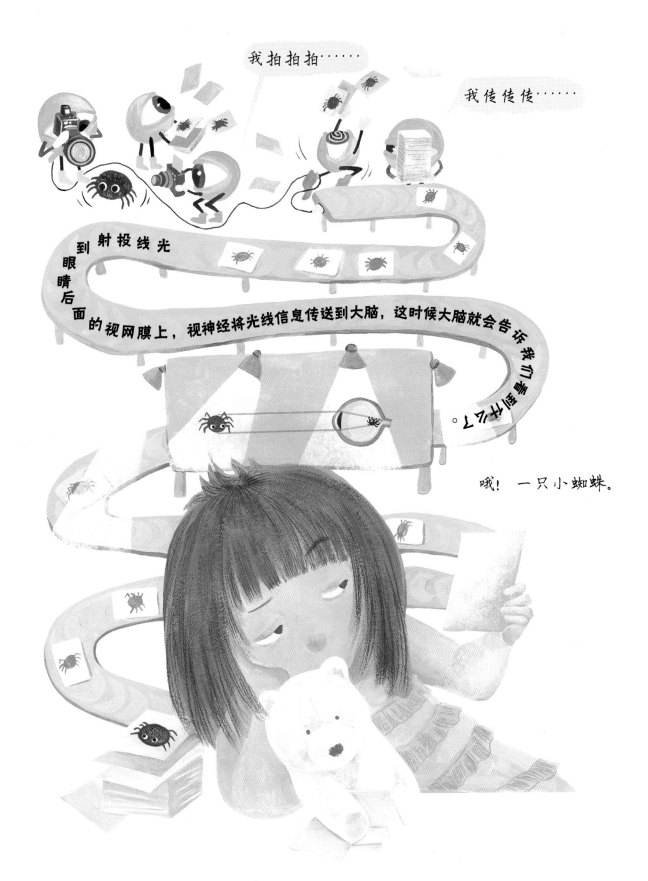

如果我们只有一只眼睛处于工作
状态，会发生什么事情呢？
我们将会遇到……

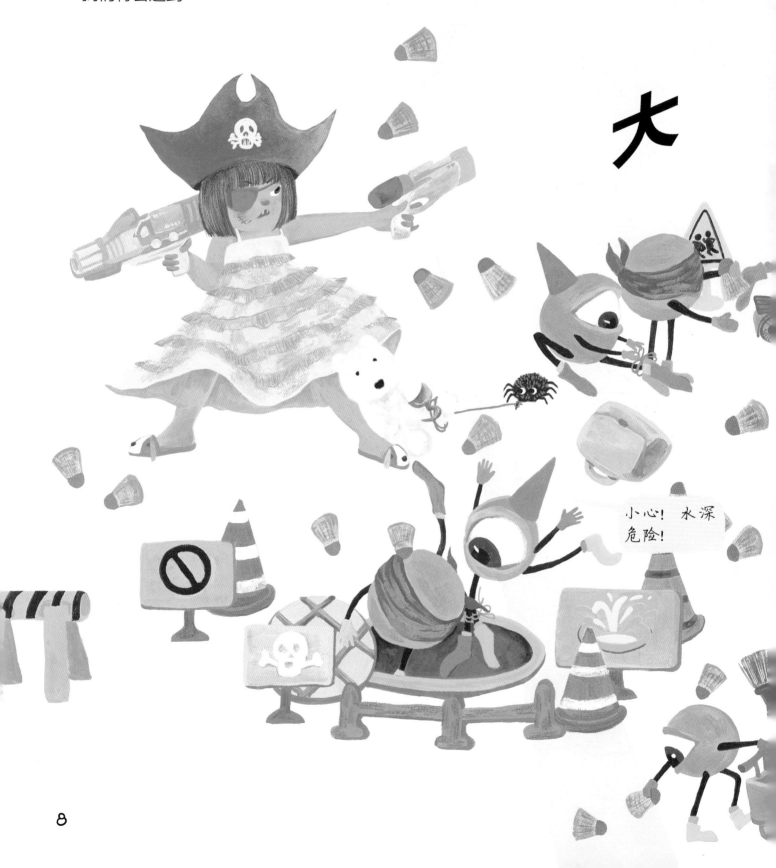

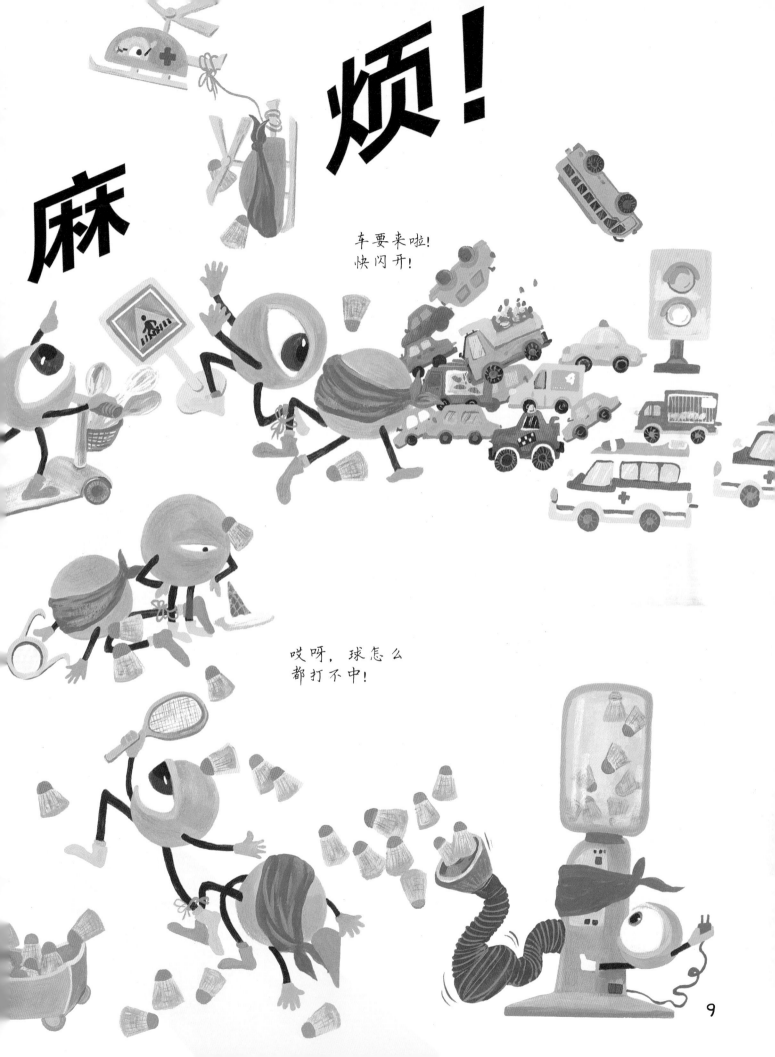

麻 烦！

车要来啦！
快闪开！

哎呀，球怎么
都打不中！

要知道，两只眼睛可是不可分割的好伙伴。

哇，左眼和右眼的位置不同，分别看到同一物体的位置也不同。

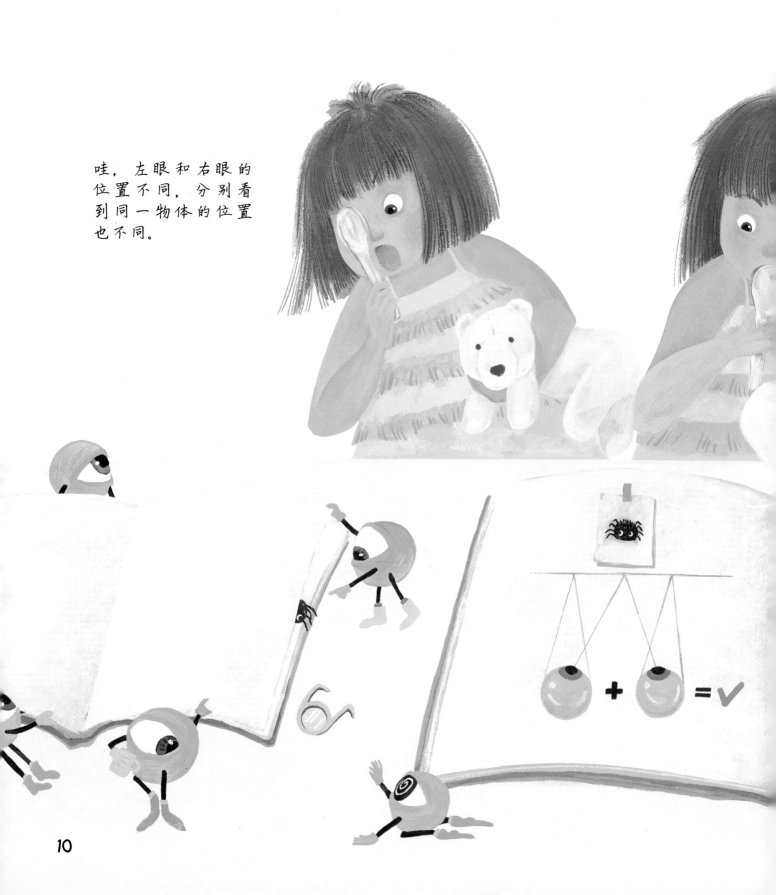

只有两只眼睛聚焦在同一物体上，才能判断出物体的准确位置。

哦，如果闭上一只眼睛，就没办法准确判断出书本的远近了。

两只眼睛一起工作，可以看到更加清晰、立体的物体。这是因为两只眼睛的位置略有不同，各自接收到的图像也会略有差异，大脑利用这些差异计算出物体与眼部的距离。而且，两只眼睛的视觉差异还可以产生立体感，使我们能够感知到物体的三维形状，以及和其他物体的位置关系。

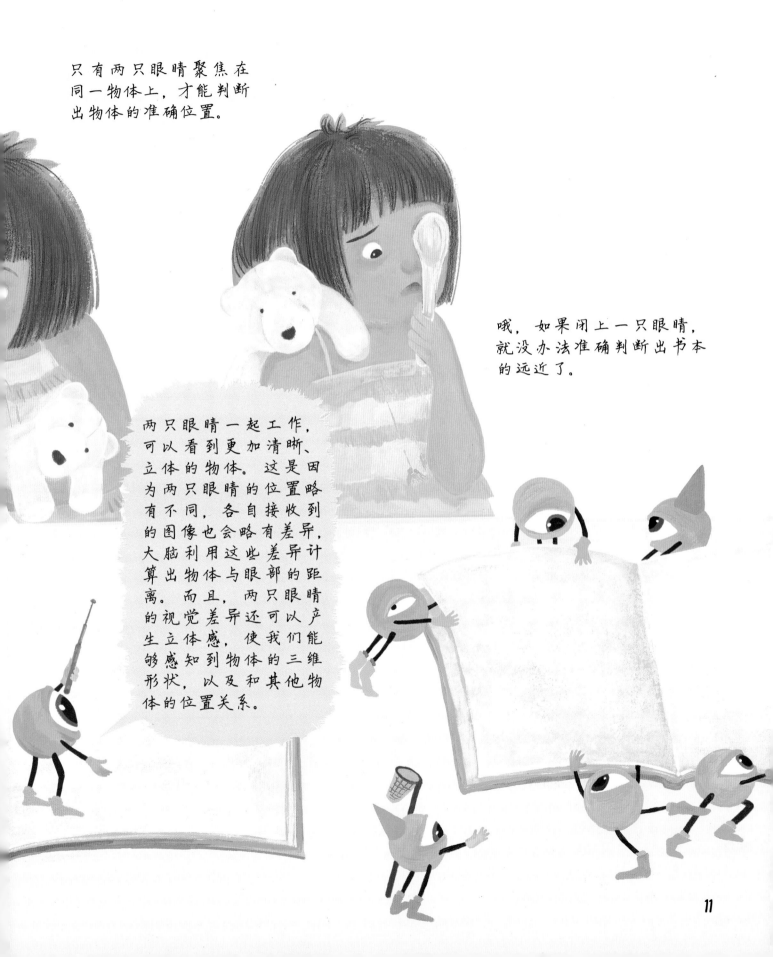

当然，如果我们的眼睛总是与一些东西过分亲密，也会碰上麻烦。尤其是它们沉迷于电视、手机和平板电脑的时候。

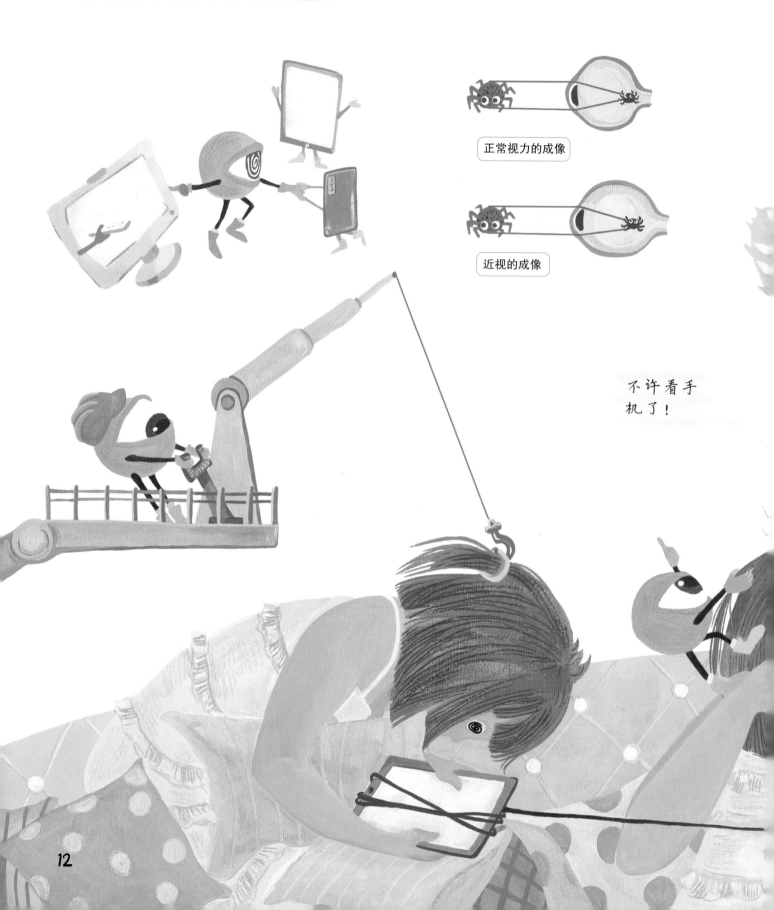

正常视力的成像

近视的成像

不许看手机了！

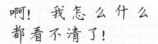

啊！我怎么什么
都看不清了！

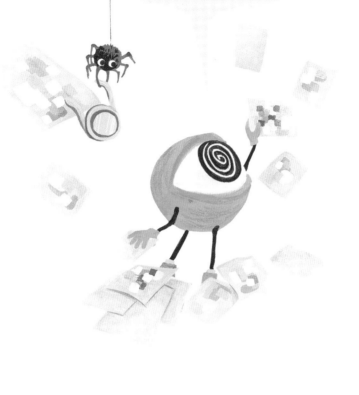

长时间、近距离用眼
很容易导致眼球被眼
周肌肉拉长，以至于
光线只能在视网膜前
聚集成像，当像再被
视神经传送到大脑时
就会变得模模糊糊的
了。这也就是我们常
说的近视。

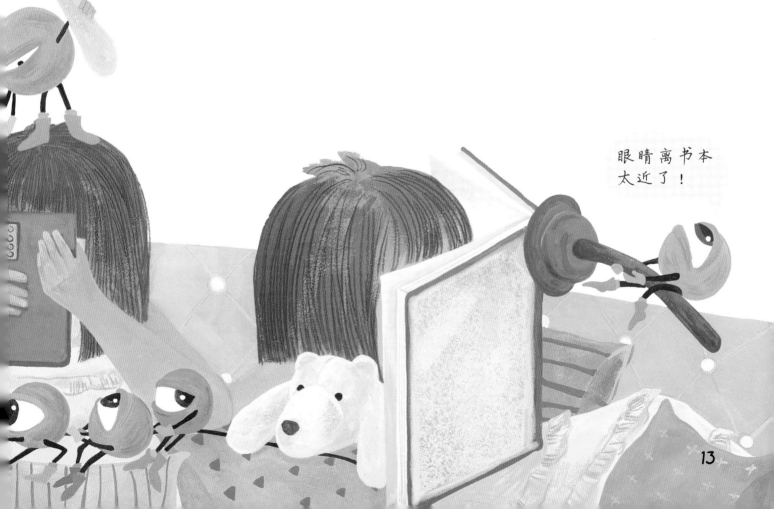

眼睛离书本
太近了！

如果我们的眼睛近视了，戴眼镜能帮我们看得更清楚。

当然，生活中遇到的麻烦也会不少。

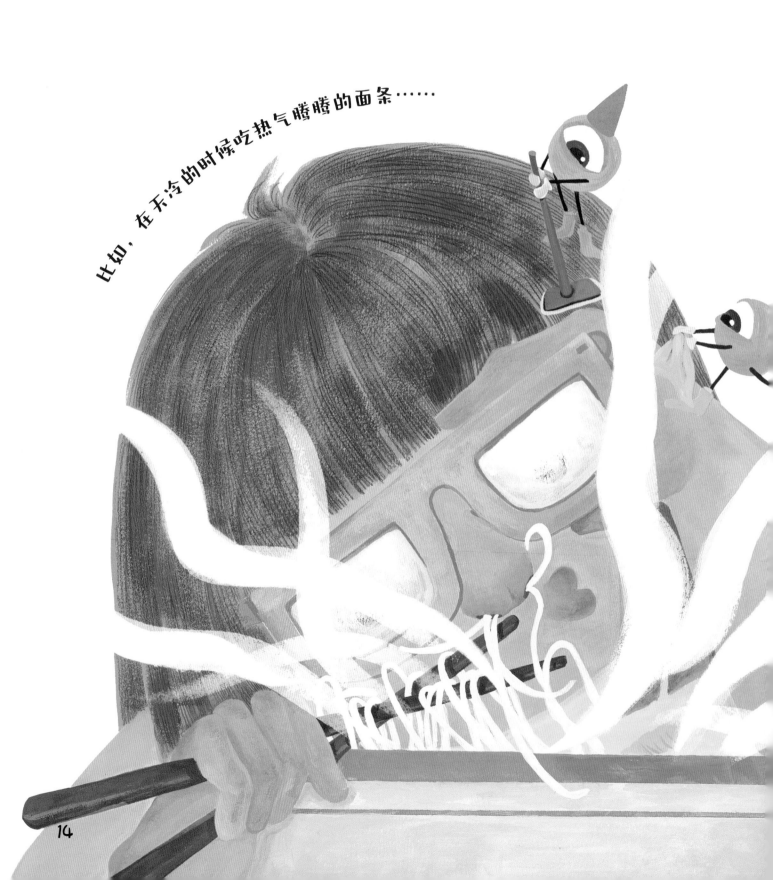

比如，在天冷的时候吃热气腾腾的面条……

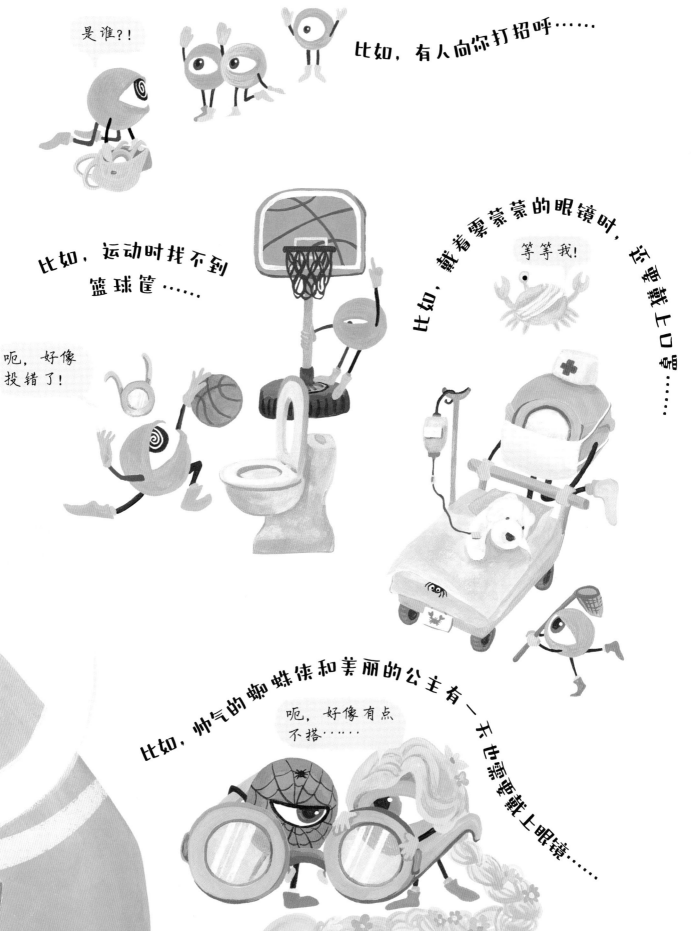

一眨眼的工夫到底有多久？是揭晓答案的时候了。

大约是 0.3 秒。在这段时间里，世界上发生了很多事。

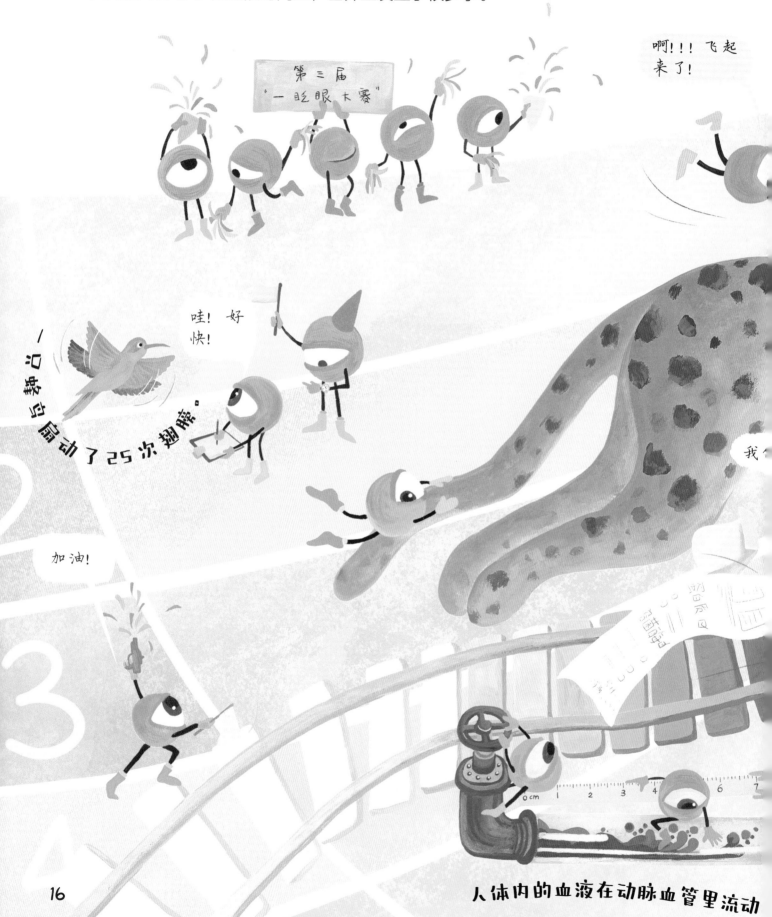

人体内的血液在动脉血管里流动

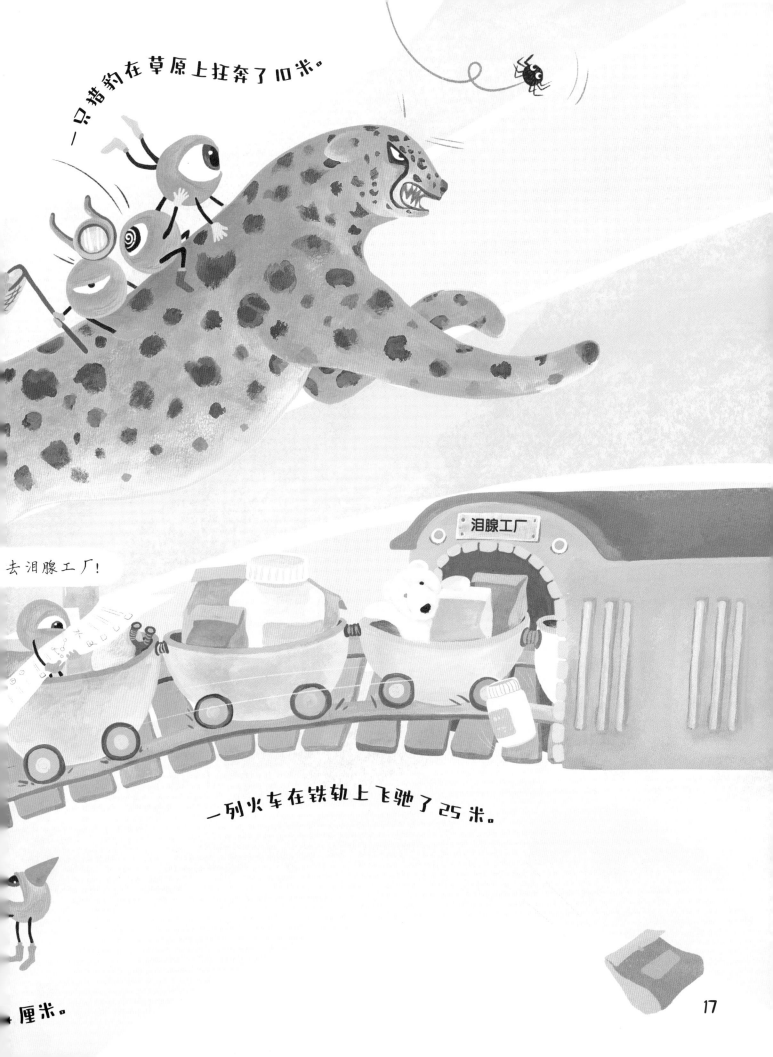

一只猎豹在草原上狂奔了10米。

去泪腺工厂!

泪腺工厂

一列火车在铁轨上飞驰了25米。

厘米。

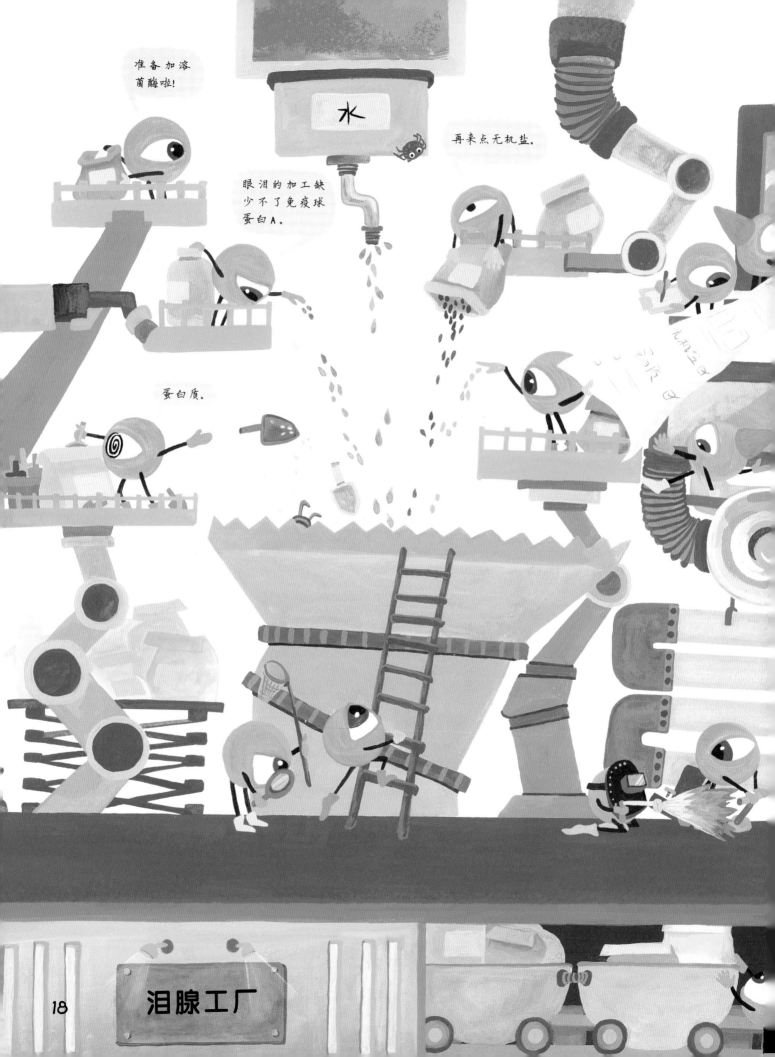

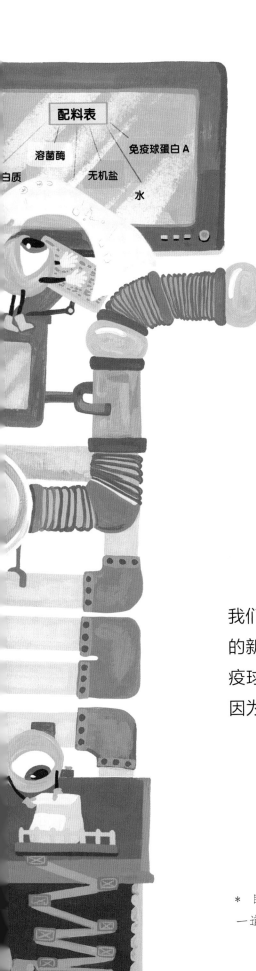

配料表

溶菌酶　　　　　免疫球蛋白 A

白质　　　无机盐

水

你知道人的眼睛一分钟能眨多少次吗？正常情况下，是 15 次左右。如果眼睛里进了异物，泪腺这个"眼泪加工厂"会加工出更多的眼泪。

我们来看看眼泪的配料表吧！纯天然、无添加、无污染的新鲜眼泪里含有：水、无机盐、蛋白质、溶菌酶、免疫球蛋白 A 和补体系统等[*]。眼泪尝起来咸咸的，那是因为里面含有少量的无机盐。

＊ 眼泪中的溶菌酶、免疫球蛋白 A 以及其他抗菌成分共同组成一道防御屏障，阻止有害物质损伤眼睛。

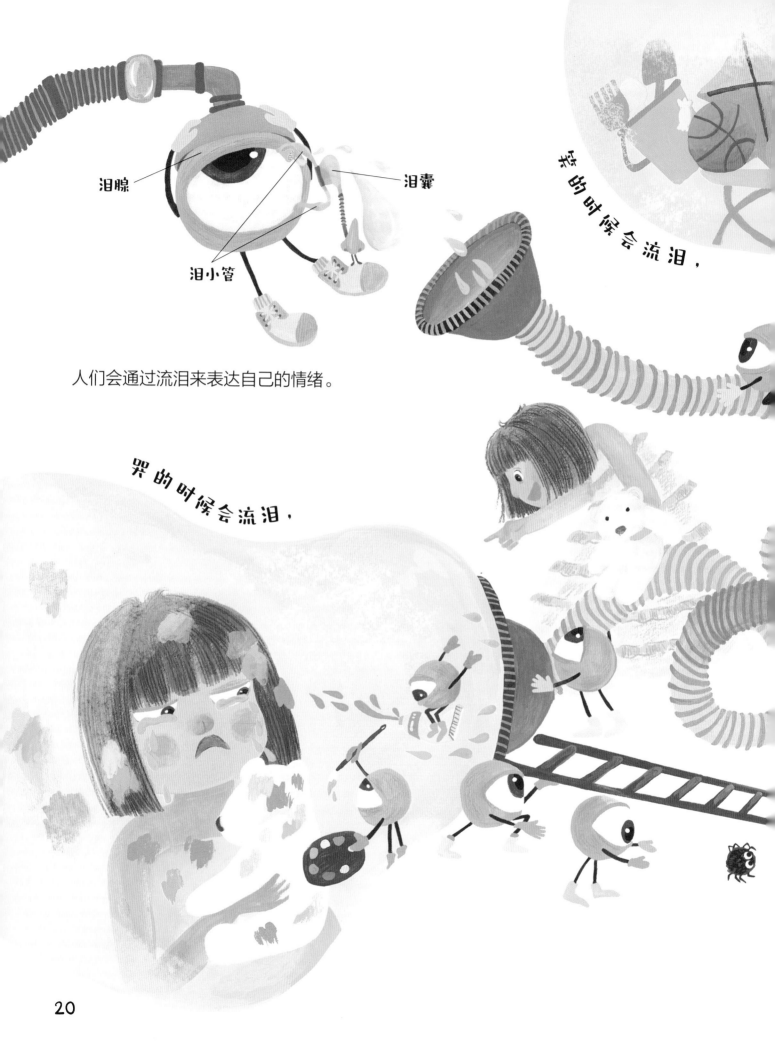

泪腺

泪囊

泪小管

人们会通过流泪来表达自己的情绪。

笑的时候会流泪，

哭的时候会流泪，

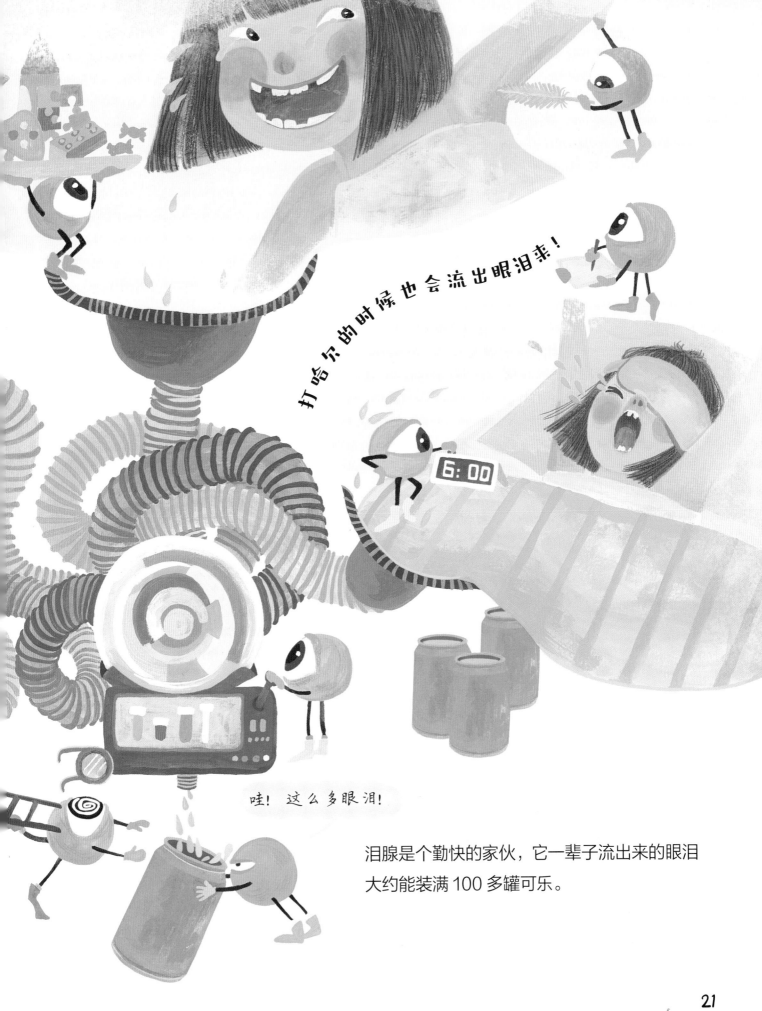

打哈欠的时候也会流出眼泪来！

6:00

哇！这么多眼泪！

泪腺是个勤快的家伙，它一辈子流出来的眼泪大约能装满100多罐可乐。

我们的眼睛很神奇，动物的眼睛更是千奇百怪。

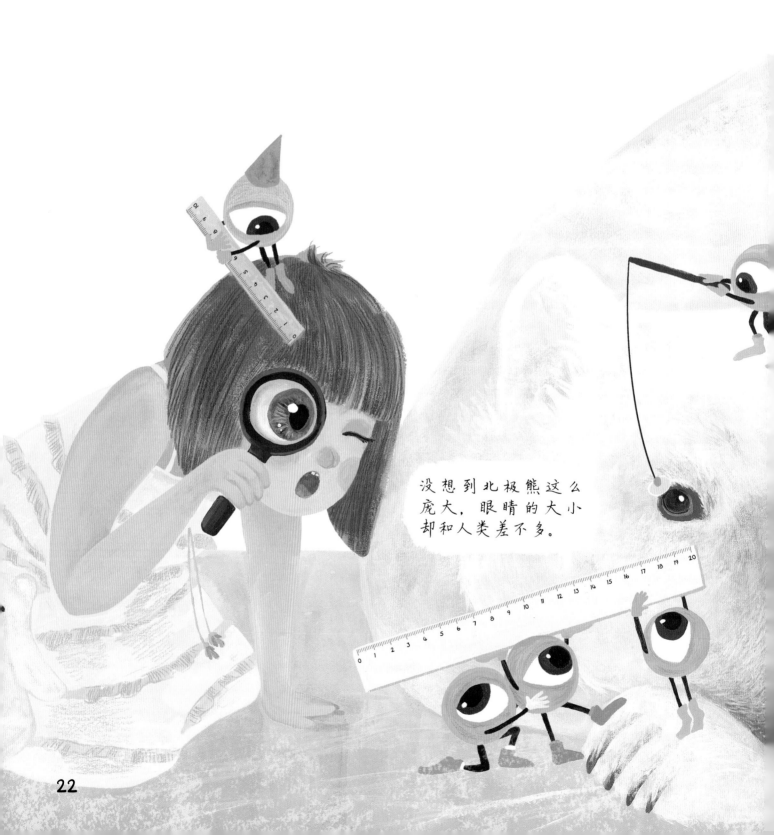

没想到北极熊这么
庞大，眼睛的大小
却和人类差不多。

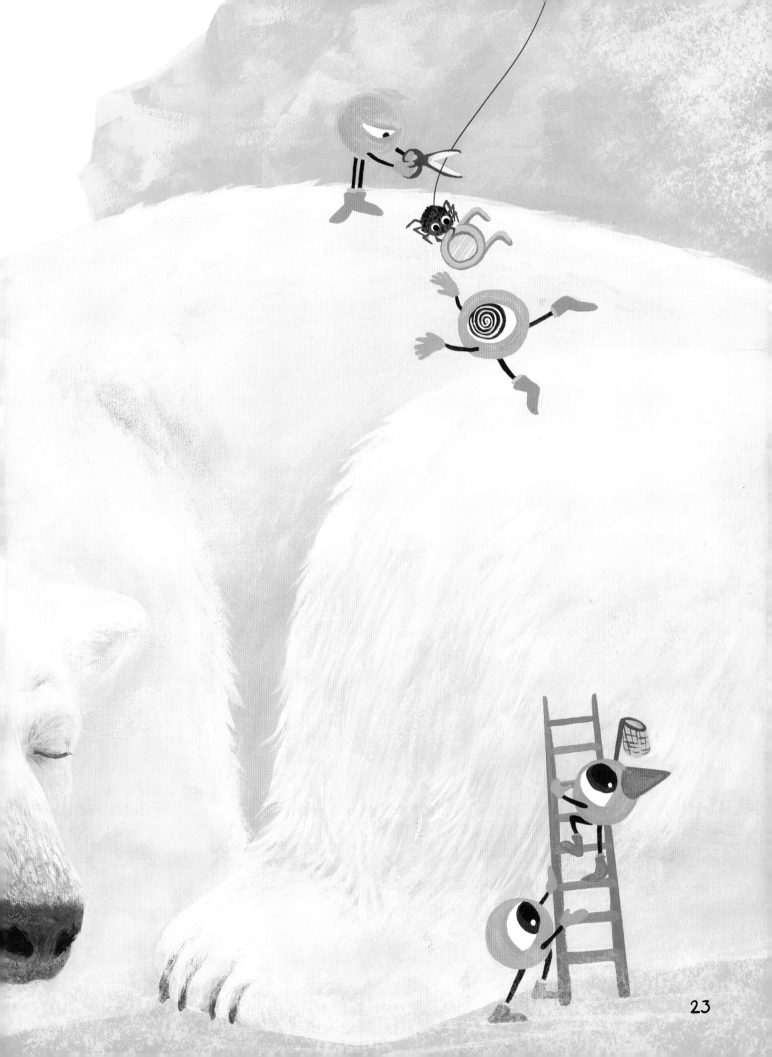

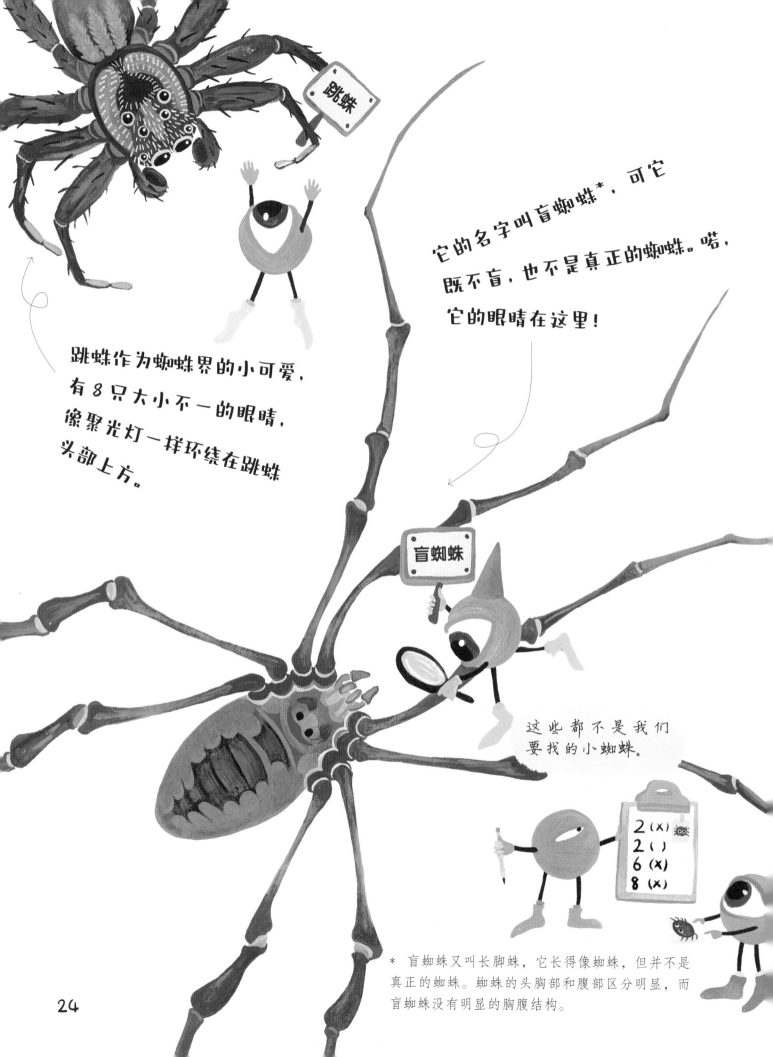

跳蛛

它的名字叫盲蜘蛛*，可它既不盲，也不是真正的蜘蛛。喏，它的眼睛在这里！

跳蛛作为蜘蛛界的小可爱，有8只大小不一的眼睛，像聚光灯一样环绕在跳蛛头部上方。

盲蜘蛛

这些都不是我们要找的小蜘蛛。

2 (x)
2 ( )
6 (x)
8 (x)

* 盲蜘蛛又叫长脚蛛，它长得像蜘蛛，但并不是真正的蜘蛛。蜘蛛的头胸部和腹部区分明显，而盲蜘蛛没有明显的胸腹结构。

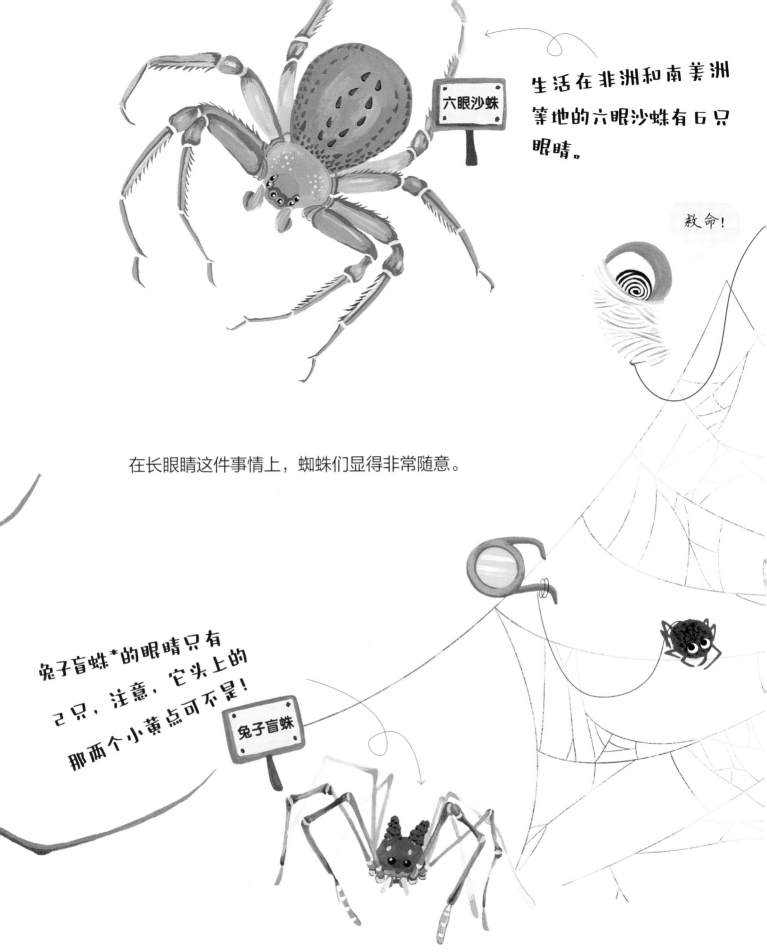

六眼沙蛛

生活在非洲和南美洲等地的六眼沙蛛有6只眼睛。

救命！

在长眼睛这件事情上，蜘蛛们显得非常随意。

兔子盲蛛*的眼睛只有2只，注意，它头上的那两个小黄点可不是！

兔子盲蛛

* 兔子盲蛛也不是真正的蜘蛛。蜘蛛属于节肢动物门蛛形纲蜘蛛目，而兔子盲蛛属于节肢动物门蛛形纲盲蛛目，它不会织网，也没有毒液腺。

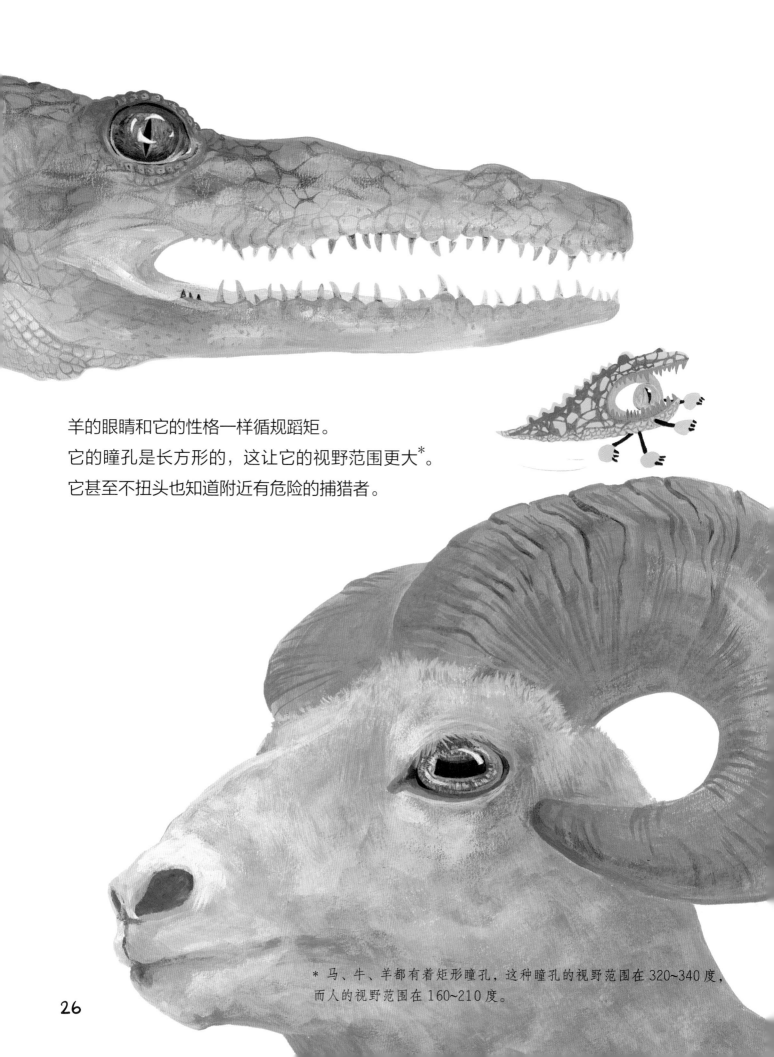

羊的眼睛和它的性格一样循规蹈矩。

它的瞳孔是长方形的，这让它的视野范围更大*。

它甚至不扭头也知道附近有危险的捕猎者。

* 马、牛、羊都有着矩形瞳孔，这种瞳孔的视野范围在 320~340 度，
而人的视野范围在 160~210 度。

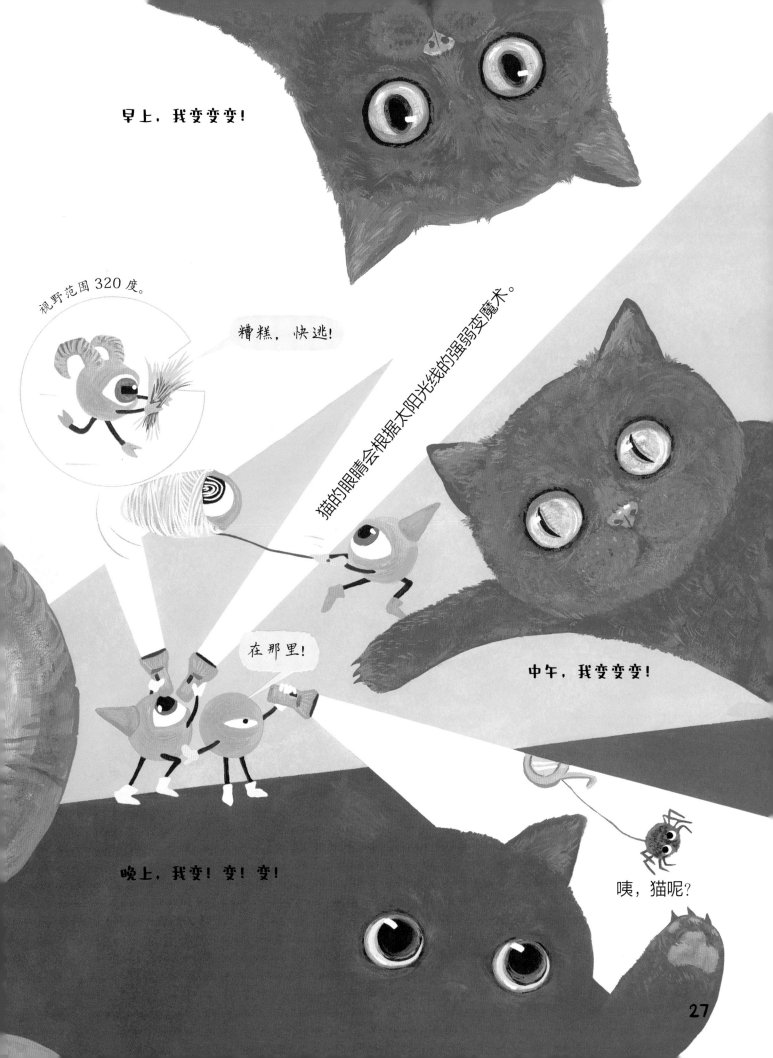

早上，我变变变！

视野范围 320 度。

糟糕，快逃！

猫的眼睛会根据太阳光线的强弱变魔术。

在那里！

中午，我变变变！

晚上，我变！变！变！

咦，猫呢？

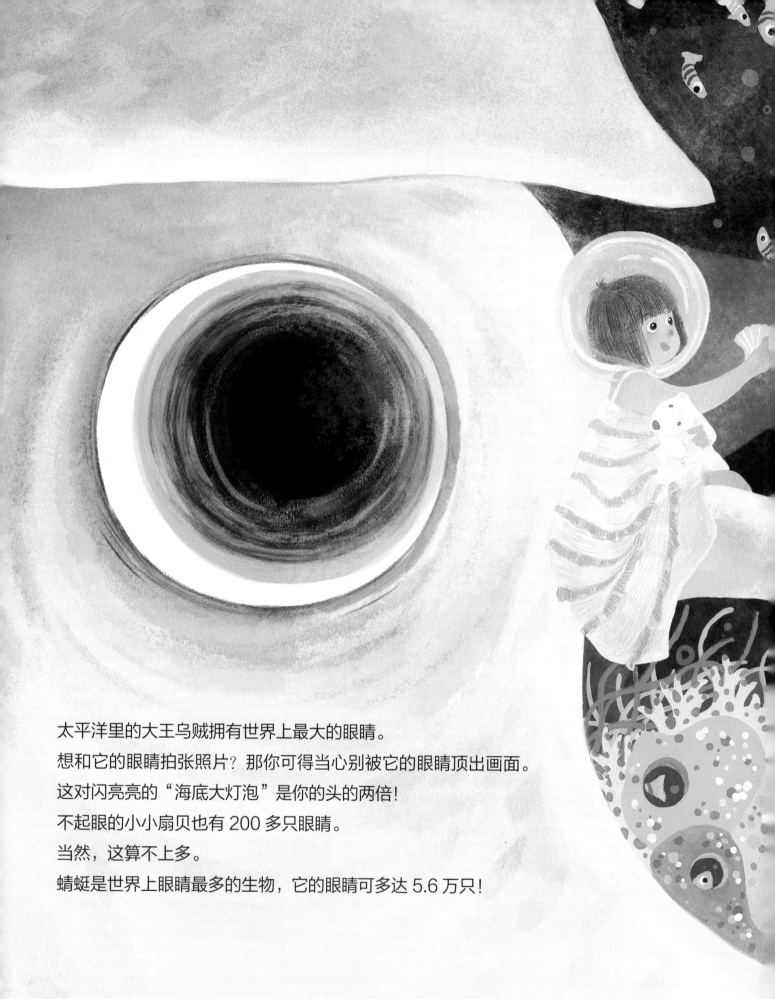

太平洋里的大王乌贼拥有世界上最大的眼睛。

想和它的眼睛拍张照片？那你可得当心别被它的眼睛顶出画面。

这对闪亮亮的"海底大灯泡"是你的头的两倍！

不起眼的小小扇贝也有 200 多只眼睛。

当然，这算不上多。

蜻蜓是世界上眼睛最多的生物，它的眼睛可多达 5.6 万只！

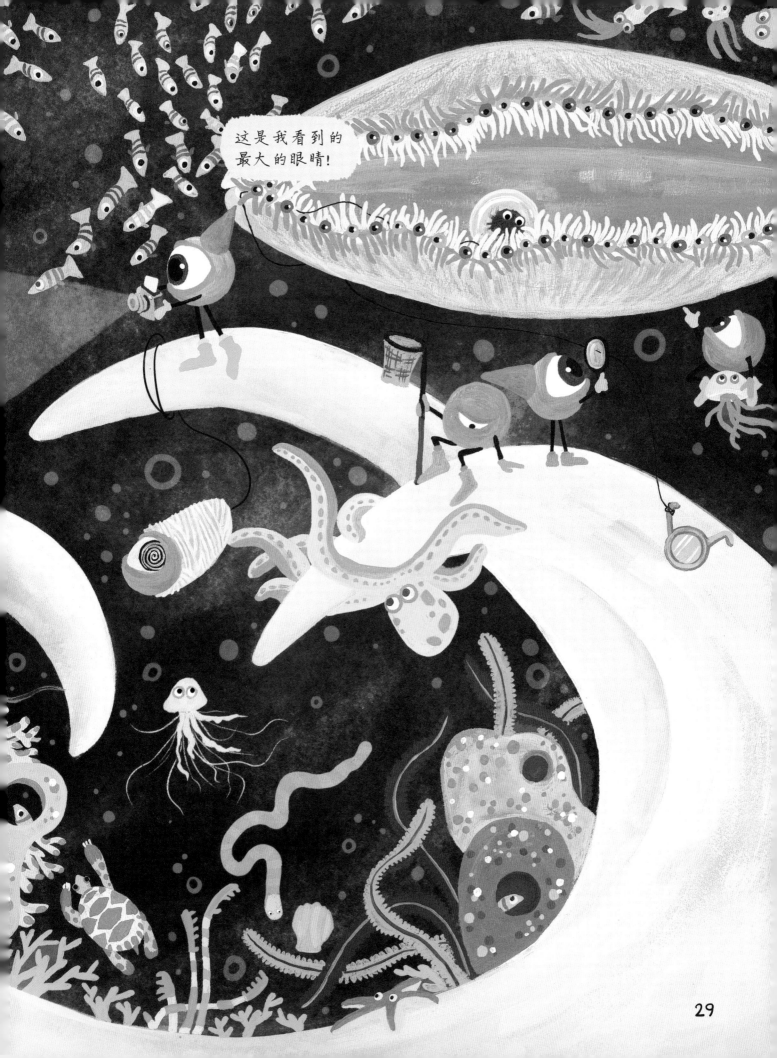

29

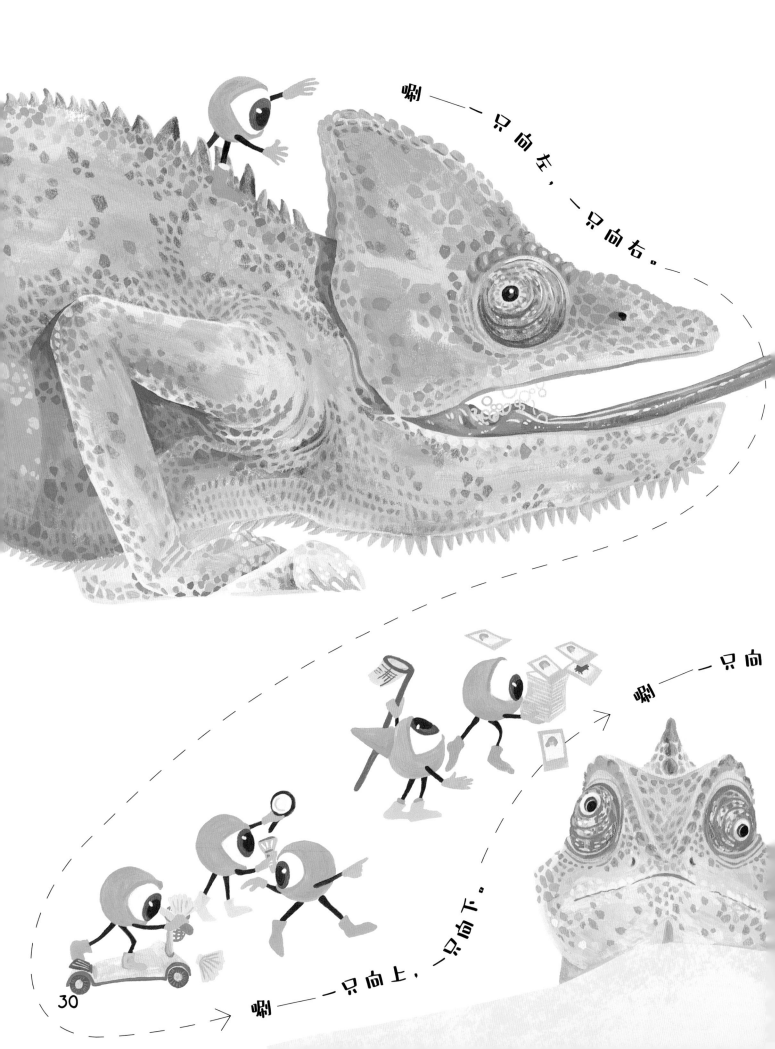

唰————一只向左，一只向右。

唰————一只向

唰————一只向上，一只向下。

30

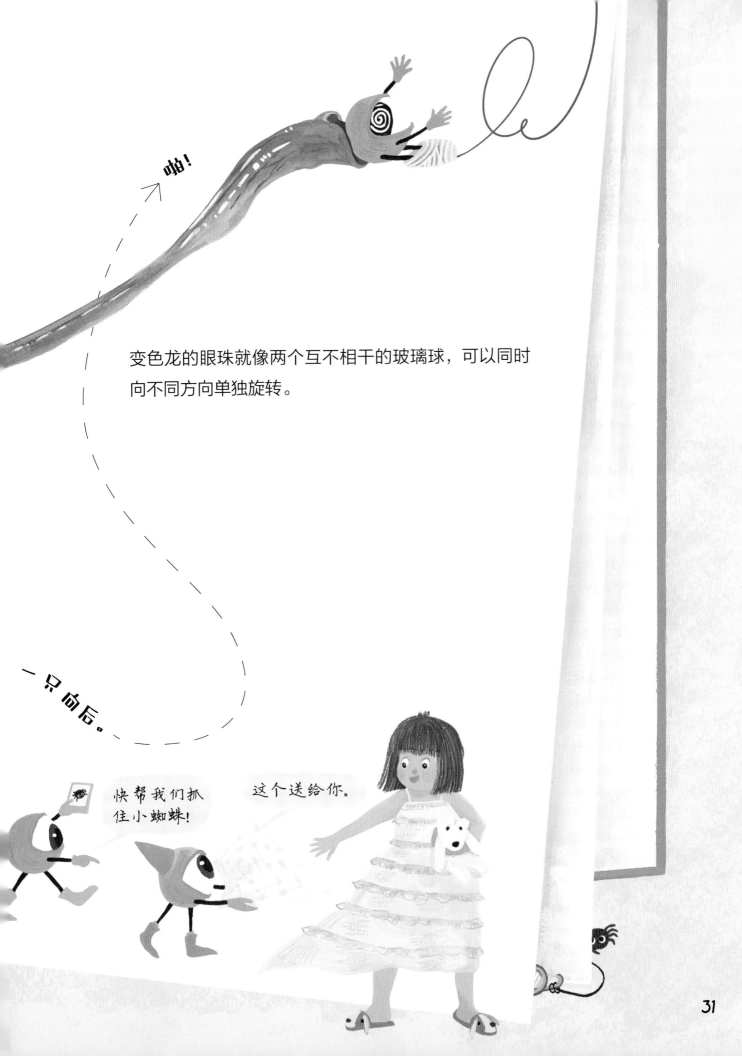

啪!

变色龙的眼珠就像两个互不相干的玻璃球，可以同时向不同方向单独旋转。

一只向后。

快帮我们抓住小蜘蛛！

这个送给你。

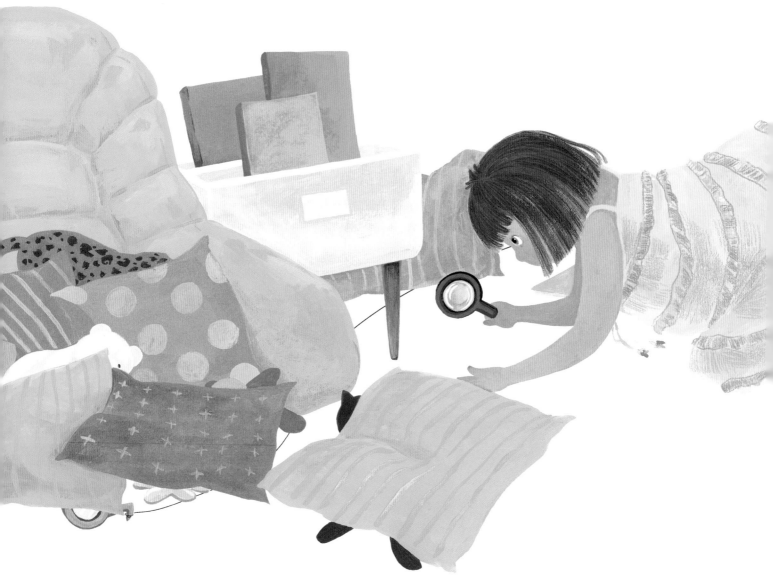

这就完了？
没有，当然没有！

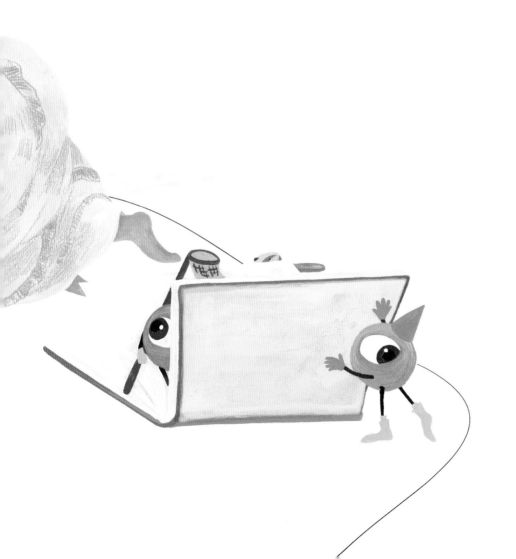

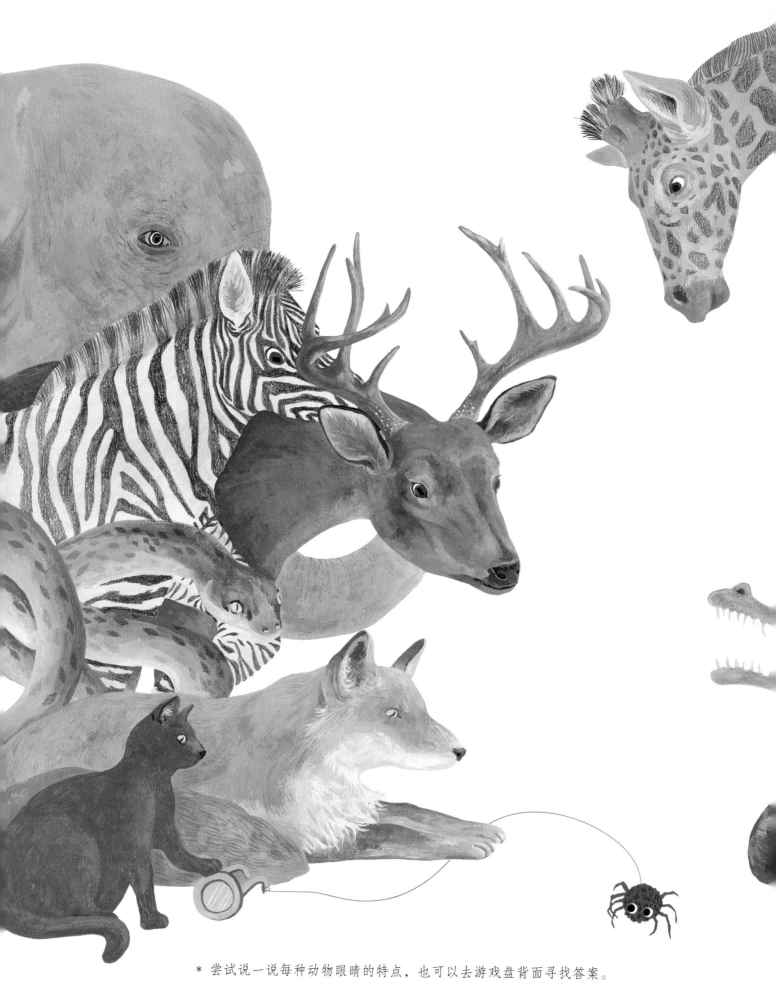

* 尝试说一说每种动物眼睛的特点，也可以去游戏盘背面寻找答案。

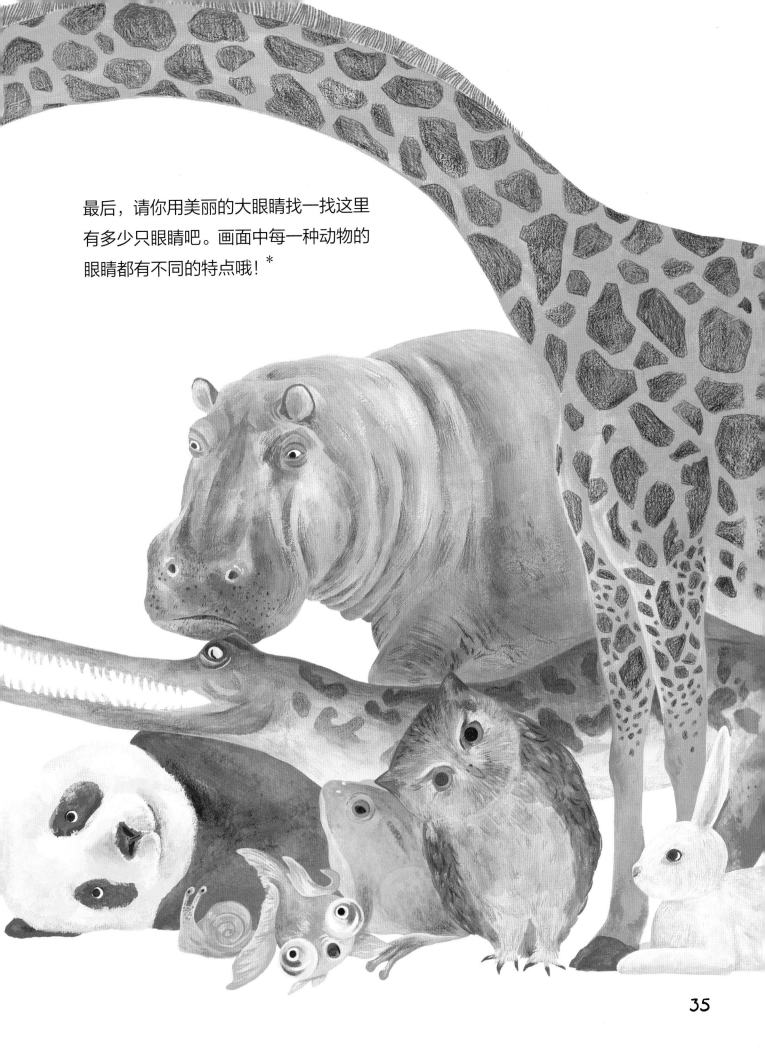

最后，请你用美丽的大眼睛找一找这里
有多少只眼睛吧。画面中每一种动物的
眼睛都有不同的特点哦！*

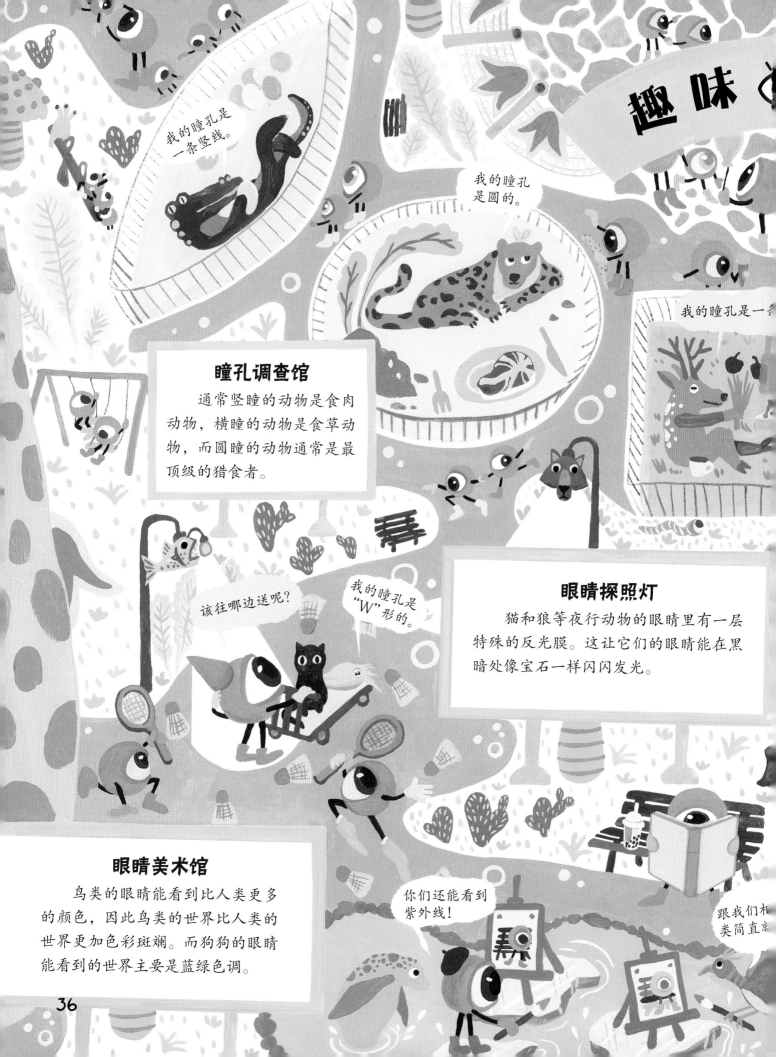

瞳孔调查馆

通常竖瞳的动物是食肉动物，横瞳的动物是食草动物，而圆瞳的动物通常是最顶级的猎食者。

眼睛探照灯

猫和狼等夜行动物的眼睛里有一层特殊的反光膜。这让它们的眼睛能在黑暗处像宝石一样闪闪发光。

眼睛美术馆

鸟类的眼睛能看到比人类更多的颜色，因此鸟类的世界比人类的世界更加色彩斑斓。而狗狗的眼睛能看到的世界主要是蓝绿色调。

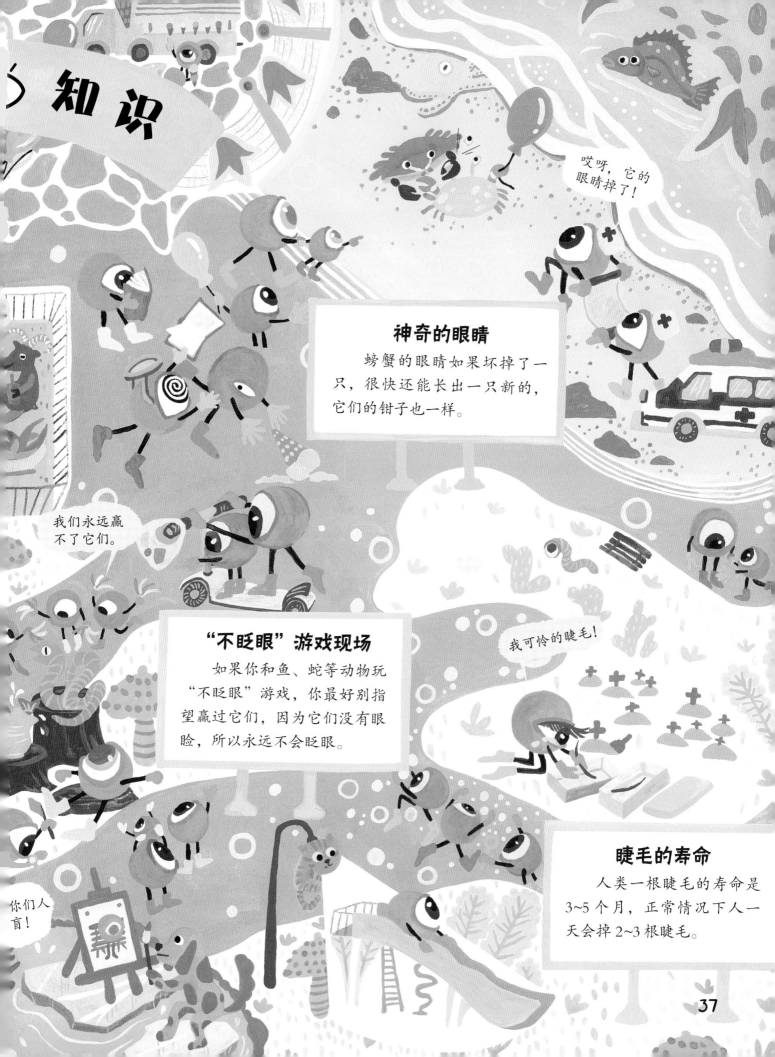

哎呀，它的眼睛掉了！

神奇的眼睛

螃蟹的眼睛如果坏掉了一只，很快还能长出一只新的，它们的钳子也一样。

我们永远赢不了它们。

我可怜的睫毛！

"不眨眼"游戏现场

如果你和鱼、蛇等动物玩"不眨眼"游戏，你最好别指望赢过它们，因为它们没有眼睑，所以永远不会眨眼。

你们人盲！

睫毛的寿命

人类一根睫毛的寿命是3~5个月，正常情况下人一天会掉2~3根睫毛。

37

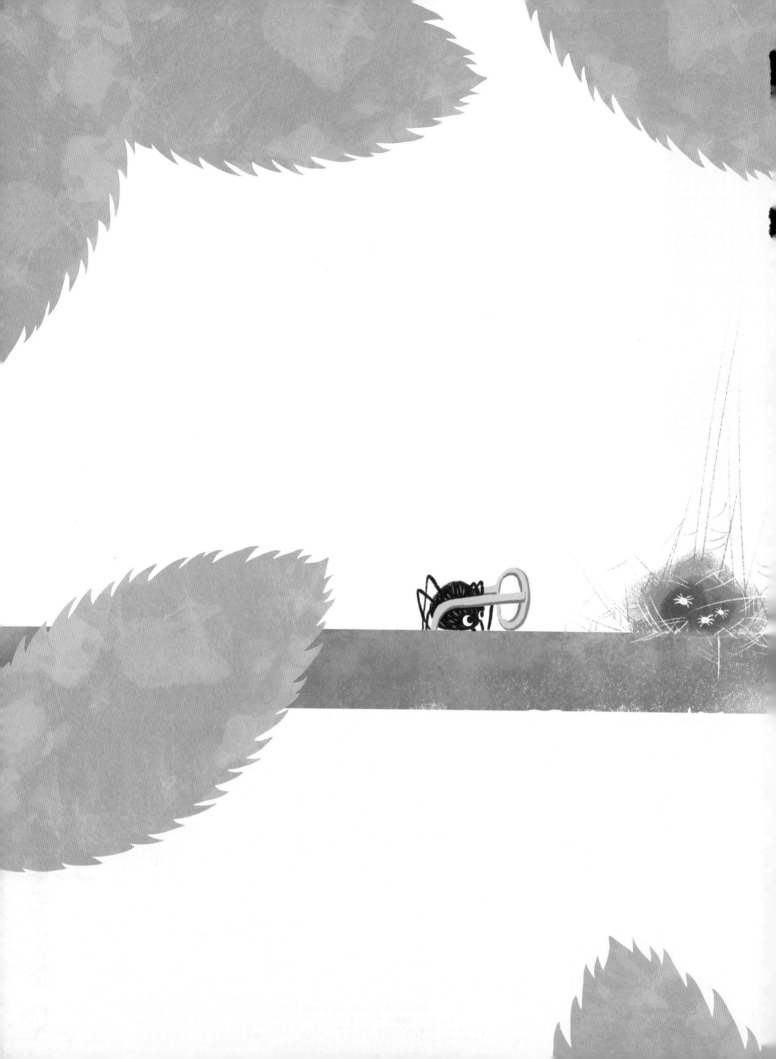